AF610748

SUR UN CAS

D'HÉMATIDROSE DU CUIR CHEVELU

Par le Docteur Ch. COMBES

Lauréat de la Faculté et de la Société de Médecine de Toulouse.

(Mémoire présenté à la Société de Médecine de Toulouse en février 1900)

TOULOUSE
IMPRIMERIE MARQUÉS & Cie
22, Boulevard de Strasbourg, 22

1900

SUR UN CAS

D'HÉMATIDROSE DU CUIR CHEVELU

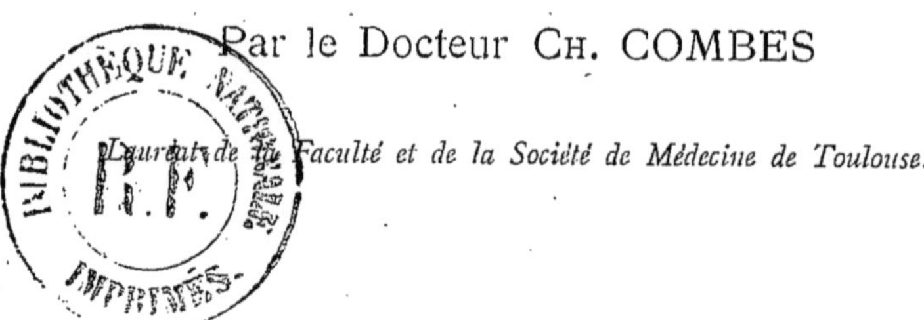

Par le Docteur CH. COMBES

Lauréat de la Faculté et de la Société de Médecine de Toulouse.

(Mémoire présenté à la Société de Médecine de Toulouse en février 1900)

TOULOUSE
IMPRIMERIE MARQUÉS & Cie
22, Boulevard de Strasbourg, 22

1900

Sur un cas d'Hématidrose du Cuir chevelu

Nous avons pensé qu'il pouvait être d'un certain intérêt de publier un cas d'une affection peu commune qu'il nous a été donné d'observer dès le début de notre pratique et qui nous a causé de prime abord une grande surprise et quelque embarras.

Voici le fait :

Le 10 mars de l'année dernière (1899), à huit heures du soir, entrent dans mon cabinet une dame et sa fille. Elles sont très effrayées : depuis environ une demi-heure la jeune personne perd du sang par le cuir chevelu, au point d'être obligée de l'éponger avec un mouchoir, sur le front et sur la nuque, pour l'empêcher de couvrir le visage et de s'écouler dans le dos. L'hémorrhagie est survenue sans cause traumatique et est considérée par la malade comme une « sueur de sang » fatalement mortelle. En écartant les cheveux très noirs, agglutinés par le sang coagulé, je constate que l'hémorrhagie se fait en trois points distincts, limités, de la dimension d'une pièce de deux francs environ et situés : l'un un peu au-dessous de la protubérance occipitale, il est médian ; l'autre à la partie supérieure de la suture pariéto-occipitale gauche ; le troisième, en avant, à la partie supérieure de la suture fronto-pariétale gauche. A ce niveau, le cuir chevelu n'est pas douloureux, ni spontanément, ni à la pression. Epongé, le sang se remet immédiatement à sourdre lentement de la peau qui ne présente aucune solution de continuité, aucune lésion traumatique ou autre, il n'existe même pas trace de pityriasis. Le sang qui coule est rouge vif, offre l'aspect du sang artériel et répand une odeur fade caractéristique ; une partie se coagule dans les cheveux, l'autre s'écoule sur le front et sur la nuque. La jeune fille, à part son trouble, ne ressent aucun malaise et était bien portante ces temps-ci, dit-elle. Elle n'accuse ni bouffées de chaleur à la face qui n'est pas rouge, ni céphalée, ni douleur en aucun point du corps. Néanmoins, elle est peu rassurée sur son état. Questionnée sur l'époque de ses régles, elle répond qu'à juste aller ce serait pour le lendemain, mais elle ajoute que depuis quelques mois il y a une légère avance de deux ou trois jours.

Je rassure la malade de mon mieux et prescris un cataplasme chaud sur le ventre, des sinapismes à la face interne des cuisses et une infusion d'armoise.

Une heure après je revois la malade chez elle. Le sang ne coule plus et s'est coagulé aux points où se faisait l'hémorrhagie ; on ne fait pas de lavage de peur de provoquer de nouveau l'écoulement. La malade, qui ne ressent pas le moindre mal, sauf un peu de chaleur aux joues qui sont devenues assez rouges, a fait un léger repas et remet l'exécution de mes prescriptions au lendemain matin.

Le lendemain, la malade vient me trouver. Elle a dormi à merveille toute la nuit qui s'est passée sans incident aucun. Au réveil, elle a bu de l'infusion d'armoise et, en descendant de son lit, à sept heures, au moment de prendre un pédiluve sinapisé, les règles normales se déclarent. Les cheveux ont été débarrassés des petits caillots qui les agglutinaient, le cuir chevelu a été nettoyé et il ne reste aucune trace de l'hémorrhagie d'hier.

Voici les renseignements que je prends sur ma malade :

Jeanne R..., giletière, Toulouse, seize ans et demi. Rien de particulier à noter dans ses antécédents ; sa mère a 50 ans et son père 62 ; elle a deux frères, l'un âgé de 28 ans, l'autre de 32. Rien à signaler non plus dans l'enfance de notre sujet. Elle a été réglée à 12 ans, et cette instauration menstruelle n'a donné lieu à aucun accident d'aucune sorte. Vers l'âge de 14 ans, chlorose, irrégularités menstruelles. Après un traitement par le fer, amélioration ; depuis un an, les règles viennent régulièrement avec cependant une légère avance, jamais elles n'ont donné lieu à aucun phénomène pathologique quelconque. Depuis environ quatre mois, la jeune fille, restée jusqu'alors d'apparence chétive, s'est bien développée et a pris les formes de son âge. Elle n'est pas et n'a jamais été sujette aux épistaxis. Elle n'est pas nerveuse, dit la mère, et est douée d'un caractère enjoué ; cependant depuis quelques mois, sans doute à la suite d'une contrariété qui lui cause encore quelque ennui, le caractère de la jeune fille est devenu moins facile, un peu irritable et elle se met à rougir pour un rien. L'appétit est bon, légère tendance à rechercher les aliments salés. La malade dort, très calme, ses nuits pleines. — Voici maintenant les circonstances dans lesquelles s'est produit le phénomène qui l'a amenée dans mon cabinet. Elle était partie de l'atelier où elle travaille, pour aller faire une commission, en compagnie d'un jeune homme de son âge qu'elle connaît bien ; en chemin il la taquina, ce qui, dit-elle, la contrariait un peu ; il lui toucha même très légèrement le chapeau qui changea de place ; elle arrangea sa coiffure et c'est quelques minutes après que, sentant sa nuque et son front mouillés, elle y porta la main et l'en retira ensanglantée. Il est encore à noter que la veille et le jour de l'accident, notre sujet, malgré les conseils que lui donnaient les personnes travaillant avec elle, avait laissé sa tête exposée quelque temps aux rayons du soleil très chauds ces jours-là.

L'examen objectif de notre malade nous a permis de trouver un murmure continu des veines du cou, le bruit de la mer de Laennec ; rien au cœur dont les pulsations sont normales comme rythme et comme nombre. Pas de palpitations. La recherche minutieuse des stigmates de la névrose ne nous a donné aucun résultat positif ; pour l'examen oculaire, nous avons eu recours à l'extrême obligeance de notre excellent confrère et ami le Dr Clavelier, qui n'a trouvé ni rétrécissement du champ visuel, ni dyschromatopsie, ni trouble de la vision d'aucune sorte.

Depuis le 11 mars j'ai revu plusieurs fois la malade. Les règles qui débutèrent ce jour-là furent normales comme durée et comme quantité ; elles ne se sont accompagnées d'aucun trouble, sinon de quelques rougeurs de la face, tantôt localisées aux deux joues, tantôt à une seule et qui paraissaient et disparaissaient sans cause. Une sensation particulière de chaleur accompagnait la production de ces rougeurs. J'ai conseillé du fer et un peu de bromure.

Le 23 du même mois de mars, au réveil, nouvelle hémorrhagie très légère et de très courte durée au niveau du point antérieur que nous avons signalé ; un peu de céphalée, vive rougeur et bouffées de chaleur à la face ; des sinapismes aux jambes ramènent le calme complet.

Les règles du mois suivant sont venues avec trois jours de retard ; la veille, très légère épistaxis, quelques picotements à la nuque, mais aucun écoulement sanguin à la tête. La malade se sent bien, mais présente toujours encore, de temps en temps, des rougeurs du côté de la face.

Depuis cette époque jusqu'à aujourd'hui (20 février 1900), notre sujet n'a plus eu aucun accident et n'a cessé de jouir d'une parfaite santé.

Nous ferons suivre cette observation du résumé de nos recherches bibliographiques et des réflexions que nous a suggérées l'étude d'une affection rare et assez peu connue, semble-t-il.

Le phénomène pathologique connu sous le nom de Sueurs de sang, d'Hématidrose, a été signalé par Aristote dans le Livre III de son *Histoire des Animaux*. Dans la *Physiologie* de Haller, on trouve une longue énumération des hémorrhagies supplémentaires des règles où on lit cette phrase : « Sanguis exiit per sudores in vertice capitis. » Bien que les anciens auteurs en aient rapporté d'assez nombreux cas, peut-être trop nombreux, l'existence de l'hématidrose a été longtemps contestée, au point que Du Cazal, dans son article « Sueur » du dictionnaire de Dechambre, paru en 1884, a pu écrire : « Il faut bien avouer qu'aujourd'hui la plupart des médecins sont assez sceptiques à ce sujet et traitent volontiers de fables admises uniquement sur la foi de la tradition ces histoires de sueurs de sang. » Cependant, si l'affection est rare, elle n'en est pas moins absolument réelle et le doute n'est plus permis après le chapitre de Gendrin dans son *Traité philosophique de Médecine pratique* (1838) et celui de Grisolle (*Pathologie interne*), après le Mémoire si intéressant et si consciencieux de Parrot (*Gaz. hebd. de Méd. et de Chir.* 1859), après les faits rapportés par Magnus Huss, Chambers, Erasmus Wilson, Call Anderson et bien d'autres. A la suite de ces travaux, l'hématidrose a pris rang définitivement dans le cadre nosologique des hémorrhagies cutanées « au même titre que le purpura. » En 1873, Maurice Raynaud lui a consacré un article dans le Dictionnaire de Jaccoud ; nous avons déjà cité celui de Du Cazal. Dans leur édition française du *Traité* de Kaposi, Besnier et Doyon ont inséré une note très substantielle sur la Sueur de sang. Hardy, dans son *Traité* (1886) a écrit un chapitre sur la matière. Enfin, nous mentionnerons une étude de Gaucher dans le *Journal des Praticiens* (oct. 1897. Troubles fonctionnels de la sécrétion sudorale.)

En terminant cette courte esquisse historique, qui n'a pas la prétention d'être complète, nous croyons devoir rapporter très brièvement un cas publié dans la *Revue médicale* de 1856, parce qu'il est dû à un Toulousain, le Dr Dassier. Il s'agissait d'une demoiselle réglée à 15 ans et qui, après l'avoir été douze fois régulièrement, vit ses règles se supprimer sans cause et être remplacées pendant cinq époques consécutives par des hémorrhagies de la narine droite, de l'angle interne de l'œil droit et de la « surface de la joue » du même côté ; le traitement suivant fut institué : fer, pédiluves sinapisés, frictions des cuisses, sangsues à la vulve ; l'aménorrhée persista et les hémorrhagies se montrèrent encore à l'époque suivante, puis le rétablissement des règles normales s'opéra et le succès fut complet et durable.

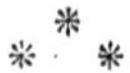

« L'existence d'un écoulement sanguin spontané, d'un écoulement qui se renouvelle après qu'on a essuyé la peau est pathognomonique de l'hématidrose et ne peut donner lieu à aucune confusion » (Gaucher). C'est donc bien un cas d'hématidrose que nous avons observé. Les régions du corps où on l'a trouvée le plus souvent sont : le bout des doigts, le front, les ailes du nez, la partie antérieure du thorax, les aisselles, la face interne des cuisses, les aines. En ce qui concerne la fréquence de l'hémorrhagie au cuir chevelu, et dont notre cas est un exemple, les auteurs ne sont pas du même avis ; c'est ainsi que Maurice Raynaud dit qu'on voit l'hématidrose fréquemment au cuir chevelu, que Hardy regarde ce siège comme rare et que Gaucher ne le signale même pas dans son énumération des parties pouvant être atteintes.

Le sang de l'hématidrose est du sang véritable avec ses globules rouges. L'hémorrhagie est en général de courte durée, quelques minutes ou quelques heures; elle est limitée à une surface assez restreinte du revêtement cutané. Elle récidive fréquemment, sur le même point ou ailleurs. Souvent, non pas toujours, elle est unilatérale; dans notre cas, le point situé à la partie postérieure du crâne était médian et le sang coulait des deux côtés. Souvent aussi on observe chez le même sujet, en même temps que l'hématidrose ou alternant avec elle, des hémorrhagies internes : épistaxis, hématémèses, entérorragies.

Nous avons dit que dans l'hématidrose la peau, parfaitement intacte, se recouvre de sang comme de sueur. Il importe de faire remarquer avec Parrot, avec Hardy et Gaucher, que l'on ne peut distinguer les orifices par lesquels le sang s'écoule. Cette observation avait déjà été faite par Boerhaave à propos d'un cas d'hémorrhagie goutte à goutte par la peau des doigts de la main droite vu par lui et publié par Van Swieten. Par où donc se fait cette hémorrhagie? Certes pas à travers les « méats veineux » des anciens ou les « exhalants cutanés » de Bichat dont l'existence était toute hypothétique. Depuis Gendrin, il est admis par les auteurs que le sang, dans l'hématidrose, s'épanche par les orifices des glandes sudoripares et provient du très riche réseau vasculaire qui entoure leur glomérule. Parrot a particulièrement insisté sur ce point et a fait remarquer que, si l'hémorrhagie ne peut pas être regardée comme absolument impossible par les glandes sébacées, il est plus probable qu'elle se fait par les glandes sudoripares. et cela pour deux motifs : d'abord l'hématidrose de la pulpe des doigts et de la face plantaire des orteils est un fait connu, et en ces points il n'y a pas de follicules sébacés; ensuite la rapidité du phénomène doit faire admettre dans l'organe qui en est le siège une riche vascularisation et des voies d'excrétion aussi libres que possible, ce qui n'est pas le cas pour les glandes sébacées.

Quel est le mécanisme de l'hémorrhagie de l'hématidrose? Galien avait admis l'existence d'hémorrhagies dans lesquelles le sang s'écoulerait des vaisseaux par transsudation. La découverte de la constitution histologique de la paroi des vaisseaux sanguins sembla rendre impossible toute transsudation et fit écarter pour un temps l'idée de Galien. Gendrin et Parrot pensèrent qu'il se faisait des ruptures dans les artérioles du glomérule; mais ils ne purent appuyer leur théorie sur une démonstration anatomique. Bientôt la découverte de la diapédèse des globules blancs à travers les parois vasculaires permit de supposer la possibilité, dans certains cas, de la migration analogue des globules rouges, en un mot, fit revenir de nouveau à la transsudation du sang. De nos jours, l'hématidrose est considérée comme une hémorrhagie cutanée se faisant par diapédèse, ayant pour siège le réseau vasculaire péri-glomérulaire des glandes sudoripares et due à la paralysie des vaso-moteurs (Du Cazal, Gaucher). Et le mot d' « Hématopédèse », que les anciens avaient donné au phénomène, tout en n'admettant pas la théorie qu'il semble comporter, nous paraît, à nous, peut-être plus exact que celui d'Hématidrose, consacré par l'usage, puisqu'il ne s'agit là, en aucune façon, d'un trouble dans la sécrétion ou l'excrétion de la sueur.

* * *

La paralysie des vaso-moteurs une fois admise comme cause de la diapédèse sanguine, il reste à expliquer comment et sous quelles influences se produit cette paralysie.

En abordant cette question de la nature de l'Hématidrose, il est bon de faire remarquer que, souvent, mais non toujours, cependant, au point même où va se produire le phénomène, on observe comme prodromes, des fourmillements, des picotements, de la rougeur, de la chaleur, de l'hypéresthésie, tous symptômes qui indiquent bien un trouble local de l'innervation. En outre, très souvent aussi, l'Hématidrose se montre à la suite d'une perturbation subie par le système nerveux général et causée par une vive émotion, une grande frayeur, une violente colère. Dans le cas que nous avons rapporté, si émotion il y a, elle n'a pas été très vive, et probablement elle n'a pas été la seule coupable du trouble pathologique survenu ; signalons aussi l'absence de tout prodrome local ou général.

C'est surtout chez la femme que l'on rencontre l'Hématidrose et cela dans la jeunesse et l'âge adulte. Les femmes paraissent, d'ailleurs, a-t-on dit, « exposées plus que les hommes à toute espèce d'hémorrhagies et surtout aux hémorrhagies les plus rares ». Elles sont aussi, en général, plus impressionnables et leur système nerveux réagit plus violemment sous l'influence des sensations émotives, et nous avons vu que l'Hématidrose accompagne souvent une émotion intense.

Les anciens auteurs regardaient, pour la plupart, la Sueur du sang comme une des manifestations de la pléthore. Les modernes, depuis Parrot surtout, signalent au contraire la coïncidence de l'Hématidrose avec la chlorose. Le murmure veineux du cou que nous avons constaté chez notre malade ne permet pas de mettre en doute l'existence chez elle de cette affection. Mais, il faut le reconnaître, il ne s'agissait pas là du type ordinaire de la chlorose. Notre sujet qui, nous dit-on, avait présenté autrefois les symptômes de la chlorose vulgaire (pâleur, essouflement assez prononcé, faiblesse générale très grande), nous offrait un exemple de ce que l'on a très justement appelé « la chlorotique floride », aux pommettes colorées, au caractère vif et enjoué, plus ou moins sensible, sujette à la rougeur émotive de la face, à la céphalée congestive et que les anciens ont pu considérer comme une pléthorique.

Presque tous les auteurs ont insisté sur ce fait que l'Hématidrose se montre souvent dans les cas de règles irrégulières, supprimées ou notablement insuffisantes ; raison de plus, semblait-il, autrefois, pour incriminer la pléthore. Nous avons vu Haller parler de sueurs de sang supplémentaires et localisées au cuir chevelu; Puech, dans son tableau relatif à 200 cas de déviation des règles, mentionne six exemples d'hémorrhagies ayant le même siège. L'Hématidrose peut alors précéder, accompagner ou suivre la période menstruelle troublée; elle peut survenir seule ou en même temps que d'autres hémorrhagies dites aussi supplémentaires et pouvant être externes (pétéchies, ecchymoses) ou internes (épistaxis, hémoptysies, hématémèses...). On sait même que ce terme de supplémentaire ne doit pas paraître exagéré, puisqu'on a démontré que la ponte ovulaire avait lieu dans l'ataxie menstruelle comme dans les règles normales. Raciborski et Puech ont cité, en effet. une vingtaine d'exemples de grossesse chez des femmes atteintes de déviation des règles. Toutefois, nous estimons que si cette expression, menstruation supplémentaire, ou un de ses synonymes, menstruation vicariante (Schraeder) ou ectopique (Pozzi) est assez légitime à propos de certains cas, celui du Dr Dassier, par exemple, elle ne peut s'appliquer au nôtre dans lequel la période n'avait été ni vraiment irrégulière, ni insuffisante, soit comme durée, soit comme quantité. Il en est de même pour l'épistaxis légère présentée par notre malade à l'époque suivante.

Cependant, est-ce à dire que nous ne devions voir dans la coïncidence de l'Hématidrose avec la période menstruelle qu'un pur effet du hasard? Nous ne le pensons pas; et nous croyons que, s'il n'y a pas eu, dans l'occasion, entre les deux phénomènes, relation absolue de cause à effet. le second, néanmoins, a influé sur la production du premier, comme il a influé sur la vulgaire épistaxis du mois d'après. Personne n'ignore l'état de nervosisme tout particulier, le malaise général, la susceptibilité toute spéciale du système nerveux et des vaso-moteurs en particulier (céphalée congestive, bouffées de chaleur au visage, rougeurs des joues, poussées d'acné) qui caractérisent en général ces périodes de la vie de celle qu'on a appelé « l'éternelle blessée ».

Aussi nous estimons que, si la période menstruelle a été pour quelque chose dans la production de l'Hématidrose, c'est en exagérant, chez notre chlorotique délicate et impressionnable, l'état de déséquilibration de son innervation vaso-motrice, déséquilibration attestée, même en dehors des règles, par les vives rougeurs qui, de temps à autre, et sans cause appréciable, couvrent ses joues. L'émotion, légère il est vrai, mais réelle, qu'a éprouvée notre malade lors du dérangement de sa coiffure, a probablement agi dans le même sens et a été sans doute la cause de la localisation, en apparence bizarre, de l'hémorrhagie au cuir chevelu. Il faut sans doute y joindre aussi l'action particulièrement congestive résultant de l'exposition de la tête aux rayons très chauds du soleil.

On a voulu trouver la raison de la fréquence des hémorrhagies supplémentaires ou compensatrices des règles dans l'état de la tension artérielle pendant les époques menstruelles. Cette tension, si elle était exagérée, jointe à une turgescence localisée à une région du corps, expliquerait facilement la production de l'hémorrhagie. Miss Elisabeth Jacobi, d'après Field (*Medical Press*; article analysé par Gilles de la Tourette in *Progrès médical*, 1882), aurait, en effet, trouvé, au moyen du sphygmomanomètre, une augmentation de la tension artérielle pendant les époques menstruelles. Mais, d'autre part, le Dr Ott (*Revue Hayem*, 1884), à la suite de recherches sphygmographiques sur quatorze femmes, a trouvé une diminution notable de la pression sanguine pendant toute la durée de la menstruation : après elle la pression reprendrait sa hauteur normale. Nous n'avons pas d'éléments pour résoudre ce point particulier.

***

L'action nerveuse, telle semble donc bien être le facteur pathogénique de l'Hématidrose, aussi bien, d'ailleurs, que de toutes les autres hémorrhagies dites spontanées, qu'elles se montrent chez l'homme ou chez la femme et, chez cette dernière, au moment des règles ou en dehors d'elles.

Parrot, qui a particulièrement insisté sur la nature nerveuse de la Sueur du sang, est allé jusqu'à assimiler la menstruation, avec son cortège de troubles nerveux, aux hémorrhagies spontanées qu'il nomme « névropathiques » : épistaxis, hémoptysies, hématémèses, entérorragies, hématidrose... ; d'après lui la menstruation et les diverses hémorrhagies internes ne seraient que des « hématidroses internes », l'écoulement sanguin se faisant alors par les glandes du revêtement interne, les muqueuses, au lieu de se faire par celles du revêtement externe, la peau.

On sait que les hémorrhagies de toute sorte ne sont pas rares dans l'hystérie, tout le monde connaît aujourd'hui le curieux phénomène des stigmates présenté par certains sujets et dû à la formation d'ecchymoses cutanées spontanées. L'Hématidrose elle aussi, Parrot et d'autres auteurs en ont donné de nombreux exemples, s'accompagne souvent de crises ou d'autres phénomènes nerveux dont la nature ne fait aucun doute. Cependant, il faut l'avouer, et notre cas en est un exemple, l'Hématidrose peut se montrer comme phénomène isolé, et cela chez des personnes parfaitement bien portantes ou simplement faibles, d'une nature délicate, sensible ou irritable, sans qu'on puisse trouver chez elles les marques habituelles de l'hystérie. En outre, si l'Hématidrose est souvent limitée à une moitié du corps, comme dans le cas publié par le Dr Dassier, il n'en est pas toujours ainsi.

Parrot, qui a rapporté plusieurs observations dans lesquelles la Sueur de sang a été le seul phénomène survenu à la suite d'une très vive émotion, a pensé que dans ces cas « suer du sang, c'est avoir une attaque de nerfs ». De plus, cet auteur range l'Hématidrose à côté de l'épilepsie, de la chorée et de la passion hystérique. On sait bien que dans l'attaque d'épilepsie on trouve souvent des pétéchies sur le cou et la nuque du patient, mais on sait aussi que l'attaque d'épilepsie n'est pas toujours facile à distinguer de l'attaque d'hystérie, qu'enfin il existe des chorées hystériques. Dès lors, il semble probable qu'en plaçant l'Hématidrose et les autres hémorrhagies névropathiques à côté de l'épilepsie, de la chorée et de l'hystérie, Parrot, à son insu, n'a fait, au fond, que les rapprocher de cette dernière. Et cependant il ne les croyait pas de nature hystérique puisque, d'abord, il leur assimile l'hémorrhagie utérine menstruelle et qu'ensuite il leur donne une place « à côté » de névroses qui, de son temps, n'avaient pas entre elles les points de contact qu'on leur reconnaît aujourd'hui.

En résumé, il en est de l'Hématidrose comme des autres hémorrhagies spontanées : elles peuvent se montrer chez des sujets certainement hystériques et chez des sujets simplement nerveux ; à moins que dans ces cas on ne regarde le phénomène comme ressortissant à l'hystérie mono-symptomatique dont le cadre est éminemment extensible, ou comme un accident en quelque sorte précurseur chez une prédisposée à la névrose.

***

Un point que nous devons encore examiner à propos de notre observation, c'est la possibilité de l'Hémophilie comme cause de l'Hématidrose. Disons tout d'abord que, d'après Parrot, la sueur de sang est très rare chez les hémophiles : cet auteur n'a pu en trouver que deux exemples après de nombreuses recherches. En outre, dans l'Hémophilie, l'influence de l'hérédité est constante, c'est là une maladie de famille ; de plus les hommes en sont plus souvent atteints que les femmes ; les troubles commencent en général dans le tout jeune âge où l'on remarque une prédisposition particulière aux hémorrhagies difficiles à arrêter et survenant pour des causes insignifiantes. Autant de caractères qui ne se retrouvent pas dans l'Hématidrose, plus fréquente chez la femme, nullement familiale, apparaissant dans l'âge moyen de la vie et se montrant en dehors de toute tendance aux hémorrhagies.

Toute idée de supercherie mise de côté, il est une affection qu'il faut distinguer de l'Hématidrose, c'est la Chromidrose. On sait que certains topiques, la verveine a été signalée par Grisolle, peuvent colorer la sueur en rouge. Mais l'existence de la chromidrose spontanée ne peut pas plus être mise en doute que celle de l'Hématidrose (voir les travaux de Leroy de Méricourt, la thèse de Fauré, Paris, 1891, l'art. cité de Gaucher). L'affection consiste en un trouble dans la sécrétion de la sueur, trouble caractérisé par la production en divers points du corps de sueurs colorées. Des colorations diverses ont été observées ; les plus fréquentes sont le noir ou le bleu foncé, ardoisé ; la sueur rouge est assez rare mais existe et pourrait, au premier abord, être confondue avec l'Hématidrose. Cette dernière, nous l'avons dit, est une véritable hémorrhagie, tandis que la sueur colorée résulte d'une pigmentation particulière (Ch. Robin) de la sueur normalement incolore. La chromidrose s'observe, comme l'Hématidrose, de préférence chez les femmes si non atteintes d'hystérie franche tout au moins de nervosisme. A ce point de vue ces deux affections ont même mécanisme et même pathogénie et nous pouvons dire avec Barié (un cas de Chromidrose jaune cutaméniale, in *Annales de Derm. et de Siphil.*, 25 décembre 1889) : « Toutes deux sont des troubles de l'innervation vasomotrice ; ceux-ci agissent de deux façons différentes ; tantôt sur les glandes sudoripares elles-mêmes dont ils modifient le produit de sécrétion : c'est la chromidrose ; tantôt sur le plexus vasculaire périglandulaire où ils favorisent la diapédèse des globules sanguins, c'est l'Hématidrose. »

Le pronostic de l'Hématidrose est bénin en tant qu'hémorrhagie. Mais on doit ne pas oublier qu'elle est l'indice d'un trouble du système nerveux et en tenir compte dans le traitement à instituer. Les anciens, guidés, par l'idée de pléthore à combattre, saignaient ; lès modernes, ayant observé plus souvent la coïncidence de l'Hématidrose avec la chlorose, donnent des toniques et du fer. Enfin si l'Hématridose semble liée à des troubles de la menstruation. on devra chercher à rappeler ou à favoriser le flux utérin.

Toulouse. — Imp. MARQUÉS et Cie, boulevard de Strasbourg, 22.

www.ingramcontent.com/pod-product-compliance
Ingram Content Group UK Ltd.
Pitfield, Milton Keynes, MK11 3LW, UK
UKHW020413250726
13967UKWH00006B/2618